$T_c\,^{3}{}_{33}$

ESSAI

SUR L'AIR

Considéré comme cause de Maladies.

Par CHARLES-LOUIS-LAURENT BARIOT,
Pharmacien à Lyon, rue Buisson, n°. 20;

Élève des Pharmacies de Lons-le-Saunier, Besançon, Strasbourg, Dijon, Paris, Berlin en Prusse, Vienne en Autriche, Munich en Bavière, etc ;

Dédié aux PROFESSEURS et DOCTEURS MÉDECINS de Lyon.

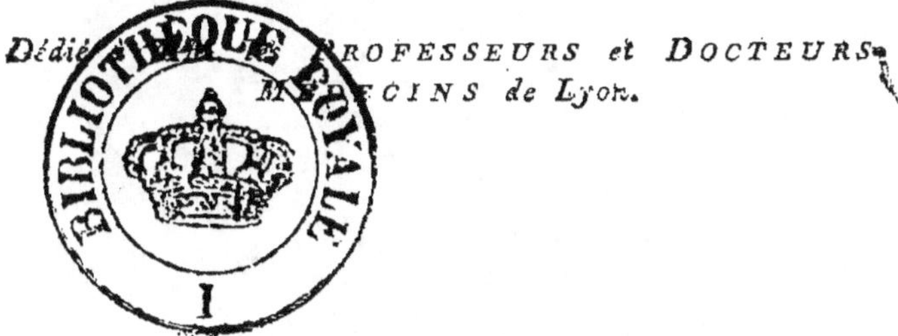

A LYON,

De l'Imprimerie de J. ROGER, Grand'Rue de l'Hôpital, n°. 14, près la petite rue Thomassin.

1812.

INTRODUCTION.

L'HOMME est susceptible d'éprouver l'influence de tous les corps qui l'environnent; et leur effet est d'autant plus marqué, qu'ils agissent pendant un temps plus long : cette vérité, pour être constatée, n'a besoin que de la plus légère attention.

Les alimens dont l'Homme se nourrit, les vêtemens dont il fait usage, les passions qui l'agitent, peuvent à chaque instant modifier son existence, quoiqu'il soit en quelque sorte le maître de choisir, parmi les deux premiers, ceux qui sont les plus conformes à sa nature, et qu'il puisse, à l'aide de la réflexion, diminuer beaucoup l'impression des autres. Si donc les effets auxquels nous pouvons nous soustraire, deviennent quelquefois des sources fécondes de maladies, combien ne doit pas être plus efficace encore l'action de certains corps que nous ne saurions nous soustraire ?

L'air est, de tous les corps qui nous entourent, celui dont l'action est la plus prolongée, puisque, dès l'instant de la naissance jusqu'à la mort, il est indispensable à l'entretien de notre vie ; et que sa privation momentanée peut compromettre et même anéantir notre existence.

Les animaux, les végétaux eux-mêmes, puisent dans ce fluide quelques-uns des principes nécessaires à leur développement ; mais pour qu'il soit employé avantageusement à l'entretien de leur vie, il doit jouir des qualités qui lui sont propres; et plus il s'éloignera de cette condition, plus les animaux et les végétaux qui seront soumis à son influence, s'éloigneront de l'état de santé qui est particulier au mode de leur organisation.

J'indiquerai, dans cette dissertation, 1°. quels sont les propriétés et les principes constitutifs de l'air au milieu duquel vivent les animaux et les végétaux;

2°. Les causes qui peuvent les modifier;

3°. Celles qui peuvent altérer sa nature et ses propriétés;

4°. Enfin, son effet général sur l'économie animale, suivant ces mêmes modifications.

ESSAI

Sur l'Air considéré comme cause de maladies.

SECTION PREMIÈRE.

Quelles sont les propriétés et les principes constitutifs de l'Air au milieu duquel vivent les animaux et les végétaux ?

L'AIR est un fluide sans saveur, sans odeur, invisible, pesant, compressible et élastique ; véhicule des sons et des odeurs, il enveloppe le globe à une très-grande hauteur.

Mais la pesanteur de ce fluide n'est pas la même sur tous les points de la terre ; ce qui explique les divers phénomènes que l'on observe chez les hommes qui, après avoir habité dans les plaines, se transportent sur les montagnes variées qui hérissent la surface du globe.

L'analyse chimique de l'Air nous apprend qu'il est composé de deux principes différens, qui sont l'oxigène et l'azote.

Le premier, seul propre à la combustion, seul susceptible de servir à l'entretien de la vie des animaux et au développement des végétaux, forme les 25 centièmes de l'atmosphère,

tandis que l'azote en constitue les 75 centièmes. Quelques physiciens - chimistes pensent
que l'acide carbonique entre dans la proportion d'un à deux centièmes dans la composition de l'Air atmosphérique. J'abandonne cette
question peu importante à mon sujet , puis-
qu'en admettant que ce gaz fasse réellement ,
et en si petite proportion, partie de l'Air que
nous respirons, il ne peut exercer une action
marquée sur l'économie animale.

Quoique les quantités respectives d'azote et
d'oxigène que nous avons indiquées, soient en
général exactes , elles ne sont cependant point
absolues , puisque l'analyse de l'Air atmosphérique , dans des lieux différens et à diverses époques de l'année, a présenté des résul-
tats qui offraient des différences sensibles.
C'est ainsi que l'observation a montré que ,
pendant le printemps, et dans les lieux où la
végétation est très-active, l'oxigène est en proportion relative plus grande que dans les
autres saisons et dans les lieux arides , où la
stérilité du sol ne permet pas aux végétaux de
se multiplier.

L'Air n'agit pas seulement, par ses propriétés physiques et chimiques, sur les corps
organisés qui recouvrent la surface de la terre;
mais le mouvement dont ce fluide est sans
cesse agité , mérite aussi quelques considéra-
tions sous le rapport médical ; puisque son
action est différente , selon qu'il se fait avec
plus ou moins de rapidité.

On distingue dans l'atmosphère deux sortes
de mouvemens : l'un , qui a lieu dans toute
sa masse , et accompagne la terre dans toutes

ses révolutions ; il est pour nous parfaitement insensible, par la raison que nous suivons nous-mêmes sa direction ; aussi disons-nous, l'Air est calme, il ne fait point d'Air, lorsqu'aucune cause ne nous vient en augmenter la vitesse. Mais, si cette expression est juste d'après les sensations que nous éprouvons, elle n'en est pas moins fausse, en pesant strictement sa valeur.

Si, au contraire, un courant vient à s'établir dans l'atmosphère par une cause quelconque, l'Air devient appréciable, et constitue ce que l'on désigne sous le nom général de vent, dont la direction peut varier autant qu'il y a de points dans le cercle décrit par la terre.

L'usage cependant a prévalu ; et nous nous bornons, en général, à l'examen plus particulier des vents du Nord, du Sud, de l'Est et de l'Ouest ; fondés sur l'observation qu'ils agissent d'autant plus sur nos corps, qu'ils soufflent où se rapprochent davantage des points cardinaux, avec des modifications causées par des circonstances propres aux pays qu'ils parcourent avant de parvenir jusqu'à nous.

Nous verrons dans une autre section, les causes pour lesquelles chacun d'eux a sur l'économie animale une influence marquée.

SECTION II.

Causes qui peuvent modifier l'Air.

PARMI les causes nombreuses qui peuvent modifier l'Air, soit dans sa direction, soit dans ses propriétés, je ne m'arrêterai dans cette section qu'aux causes générales qui , agissant sur une étendue de pays plus considérable, exigent une attention spéciale : telles sont la chaleur et le froid, l'humidité et la sécheresse, dont nous allons examiner l'influence sur l'atmosphère.

La chaleur, ou plutôt le calorique, à la propriété de pénétrer tous les corps ; ceux même qui, par leur densité, ne cèdent qu'avec peine aux efforts les plus multipliés, sont dilatés par ce fluide qui, s'interposant entre chacune de leurs molécules, leur fait-prendre un volume plus considérable que celui qu'ils avaient précédemment ; et leur donne une légéreté plus grande que celle qui leur appartenait avant qu'ils en fussent pénétrés.

Si un semblable effet a lieu sur des corps solides, combien la chaleur ne doit-elle pas agir avec plus de force sur un fluide rare, et qui n'oppose qu'un léger obstacle à l'action du calorique qui tend à le dilater ?

Le froid, au contraire, qui n'est qu'un état négatif de la chaleur, agit sur les corps auxquels il est appliqué, en rapprochant leurs molécules constituantes, diminuant par conséquent, leur volume, et augmentant leur pesanteur spécifique. L'Air éprouve cette action d'une manière évidente ; et l'on conçoit que les animaux qui le respirent dans cet état, sans jamais pouvoir se soustraire à son influence , doivent en être affectés bien différemment , selon qu'ils sont sains ou malades.

On donne le nom d'Air sec à celui qui, par le concours de plusieurs circonstances avantageuses , nous paraît le plus exempt d'humidité , soit que nous en jugions par nos sens , ou par les instrumens hygrométriques.

Cependant l'atmosphère , par sa tendance à absorber l'eau , libre ou combinée avec les différens corps de la nature , en tient toujours en solution une quantité notable , comme on peut s'en assurer par diverses expériences. Nous verrons plus loin les effets de l'Air sec, ou considéré comme tel , sur les corps organisés et sur l'homme en particulier , ainsi que les maladies auxquelles il peut donner lieu.

Quoique l'atmosphère contienne toujours , comme nous venons de le dire , une certaine quantité d'eau , elle se trouve cependant très-fréquemment dans des circonstances particulières qui augmentent beaucoup sa propriété dissolvante ; et d'où résulte un grand nombre de météores qui exercent sur nous des effets divers. Lorsque l'Air est ainsi saturé d'eau, nous disons qu'il est humide ; alors ses propriétés physiques sont changées d'une manière remarquable.

Sec, il est plus dense , plus élastique ; il met les corps dans un état d'électricité positive : humide, au contraire, sa densité est moindre , son élasticité diminue ; et loin d'isoler les corps électrisés positivement , il devient conducteur de l'électricité : ses propriétés, ainsi transformées , donnent lieu à des phénomènes qui ont une action différente sur les corps soumis à son influence.

Telles sont les causes générales qui peuvent modifier l'atmosphère , et donner lieu à un grand nombre de maladies, quelquefois opposées : mais, comme chacune d'elles ne se rencontre jamais isolément, à l'exclusion de toute autre, que deux d'entr'elles se montrent toujours simultanément, il en résulte nécessairement encore d'autres variations, dont nous examinerons les effets dans la quatrième section de cette dissertation.

SECTION III.

Causes qui peuvent altérer l'Air dans sa nature et ses propriétés.

Nous avons vu dans les deux premières sections, quelles sont les propriétés physiques et chimiques de l'Air atmosphérique, ainsi que les causes générales qui peuvent le modifier : nous allons, dans celle-ci, indiquer les causes qui peuvent l'altérer dans sa nature ; et les corps qui, introduits dans l'économie animale par la voie de l'inspiration, sont dans le cas de donner lieu à des maladies plus ou moins graves, et de causer même la mort en peu de temps.

Le gaz acide carbonique qui se dégage des combustibles en état d'ignition et des substances végétales en fermentation, est de toutes les substances gazeuses celle qui produit le plus d'accidens, par les changemens considérables qu'elle imprime à l'atmosphère, et sur-tout parce que, ne s'en défiant point assez, un grand nombre de personnes s'exposent imprudemment à son action......

Le moindre inconvénient qui puisse résulter du séjour dans un Air ainsi vicié, est une asphyxie, qui peut n'être que momen-

tanée , si de prompts secours sont adminis-
trés ; mais la mort est le plus souvent le
funeste partage des personnes qui l'ont respiré
pendant un temps assez considérable.

Les gaz ammoniacaux qui se dégagent des
fosses d'aisance , ainsi que des substances
animales et végétales en putréfaction , n'im-
priment pas à l'Air des propriétés moins délé-
tères , et ne sont pas moins dangéreux pour
les personnes qui le respirent : on peut s'en
convaincre par les accidens qu'éprouvent les
fossoyeurs , les vidangeurs , les tanneurs , et
autres, qui se trouvent fréquemment au milieu
de ces matières. Une mort subite , des paralysies , des ophtalmies rebelles , la cécité , des
fièvres adynamiques ou ataxiques , sont le
plus souvent la suite de l'inspiration de semblables gaz.

Le gaz nitreux , sulfureux , l'hydrogène
pur , carboné , sulfuré , phosphoré , suspendus
dans l'atmosphère en quantité suffisante , donnent aussi fréquemment lieu à l'asphyxie , à
l'hémoptysie , à la phthisie pulmonaire ,
par la désorganisation du tissu des poumons ;
mais le plus souvent leur effet est si prompt ,
que l'on voit s'écouler peu de temps entre
le moment de l'immersion dans ces gaz , et la
mort.

Les minéraux , comme le soufre ; les
métaux , comme l'arsenic et autres qui, soumis à l'action du calorique , jouissent de la
propriété de se volatiliser , donnent lieu aux
mêmes accidens , lorsqu'on s'expose à res-
pirer ces vapeurs perfides.

Les miasmes qui s'élèvent des marais , des

eaux stagnantes, le séjour prolongé dans des habitations closes et humides, où l'Air n'est point renouvelé ; les grands rassemblemens d'hommes dans un lieu peu spacieux , où l'Air est altéré, soit par les émanations réunies de tant d'individus, soit par l'acte même de la respiration , exercent une si grande influence sur les hommes exposés à ces émanations, qu'on a vu des épidémies cruelles ravager des villes et des provinces entières , sans qu'on puisse leur assigner d'autre cause que l'une de celles que nous venons d'indiquer.

A toutes ces causes qui peuvent rendre l'Air insalubre , on peut ajouter les miasmes subtils qui s'exhalent des personnes affectées de maladies pestilentielles ou contagieuses, qui produisent, sur ceux qui sont exposés à leur action, les mêmes phénomènes qui leur ont donné naissance. On sait de même que les individus sains, qui s'exposent à l'impression des matières rendues par les dyssentériques , contractent eux-mêmes cette affection , qui très - fréquemment devient épidémique par cette seule cause.

L'observation nous apprend chaque jour, qu'un nombre prodigieux d'autres causes , que je passe sous silence , peuvent encore, en imprimant à l'Air des qualités pernicieuses ; produire des ravages affreux par la funeste influence qu'elles exercent sur les corps organisés ; mais il me suffit d'avoir indiqué les principales , pour prouver combien l'atmosphère est susceptible de prendre des qualités différentes , suivant les particules hétérogènes avec lesquelles elle se trouve combinée, ou qu'elle tient seulement en solution; et à combien de maladies différentes elle peut donner naissance.

SECTION IV.

MON but, dans cette section, est de montrer les effets généraux de modification que l'Air éprouve par la chaleur et le froid, l'humidité et la sécheresse. Je dirai aussi, quelles sont les maladies auxquelles l'homme est exposé, d'après l'action qu'il est susceptible de ressentir de la part de ces températures variées.

J'ai déjà dit que les qualités que nous avons rapportées, ne se rencontraient jamais isolément, mais qu'elles étaient toujours unies deux à deux.

D'après cette seule considération, je pense qu'il est avantageux, dans le plan que je me propose, de prendre pour base de mes divisions ce qui se passe dans les différentes saisons considérées comme régulières.

Les Anciens, comme de nos jours, divisèrent l'année en quatre saisons ; mais la durée qui fut assignée à chacune d'elles dans les temps les plus reculés, n'était pas celle que nous leur reconnaissons aujourd'hui. Nous voyons, d'après les ouvrages d'Hippocrate, que le lever et le coucher des Astres, ou le retour régulier des Constellations, étaient les époques entre lesquelles on calculait leur durée et fixait leur limites. C'est ainsi que le printemps s'étendait depuis l'équinoxe jusqu'au lever des Pléïades, c'est-à-dire, depuis le cinq mars jusqu'au vingt-trois avril ; ce qui comprend vingt-huit jours.

L'automne commençait à l'équinoxe, et finissait au coucher des Pléïades, durait ainsi depuis le deux septembre jusqu'au vingt octobre ; ce qui comprend un nombre de jours égal à celui du printemps.

L'hiver, enfin, commençait au coucher des Pléïades, c'est-à-dire, le vingt octobre, et finissait à l'équinoxe du printemps, ou le cinq mars. Sa durée était de cent trente-cinq jours ; mais, pour mettre plus d'égalité dans le partage des saisons, on a divisé l'année en quatre parties égales ; et, par ce moyen, le nombre des jours qui constitue chaque saison, étant le même, on peut, avec plus de facilité, observer leur influence, et tirer de leur effet des inductions plus certaines : c'est cette division que je suivrai dans cette dissertation.

Hippocrate l'a observé (1), et les médecins modernes ont confirmé que le printemps est humide et chaud ; l'été, sec et chaud ; l'automne, sec et froid ; l'hiver, humide et froid. On trouve donc les saisons régulièrement constituées plus haut.

Voyons quels sont les effets qu'elles produisent sur l'homme qui en éprouve successivement l'influence.

----

(1) Hipp., *Lib. de aere , locis et aquis.*

LE PRINTEMPS.

LE printemps commence le vingt mars, et finit le vingt juin inclusivement. Cette saison chaude, mais tempérée par des pluies douces, imprime à l'atmosphère des qualités particulières : par sa chaleur, elle raréfie les fluides qui circulent dans les corps organisés, et les appelle à la circonférence ; par son humidité, elle ramollit le tissu cutanée, et le dispose à laisser une issue plus facile à la transpiration qui s'exhale en abondance, à raison de l'humidité dont les corps se sont pénétrés pendant la saison précédente.

Le principe oxigène abondamment répandu dans l'atmosphère par l'activité de la végétation, joint à l'exercice que permettent les beaux jours de cette partie de l'année, dispose toutes les fonctions à s'exercer d'une manière plus énergique. L'inspiration grande, aisée, puise dans l'Air une quantité plus considérable d'oxigène, qui, en se combinant dans les poumons avec le sang soumis à son contact, lui enlève une partie du carbone dont il était en quelque sorte saturé ; s'unissant avec l'hydrogène que ce fluide contient, donne lieu à une exhalation pulmonaire plus abondante.

Enfin, oxidant davantage le fer qui entre dans sa composition, il donne au sang une couleur vermeille plus brillante, qui, se faisant remarquer jusqu'aux extrémités capillaires des vaisseaux qui se rendent à la surface du corps, lui donne cette couleur

éclatante, attribut de la jeunesse, que la nature
entière paraît alors recouvrer.

> Le printemps, dans sa gloire, embellit tous les êtres ;
> Animaux, végétaux, tout, dans ces lieux champêtres,
> Arrive en ce moment au jour de sa beauté. (1)

Toutes les autres fonctions paraissent prendre de même un surcroît d'énergie ; la digestion est plus active ; plus de sucs nourriciers
sont portés dans toutes les parties du corps ,
de telle sorte, que la constitution lymphatique
peu de temps auparavant, devient bientôt évidemment sanguine.

Si de semblables effets sont le résultat de
l'action du printemps, ils ne sont pas sans
inconvéniens ; cette saison étant susceptible de
beaucoup d'instabilité dans sa température.

Aussi voyons-nous très-fréquemment un
froid plus ou moins vif succéder en peu d'ins-
tans à une chaleur plus ou moins forte ; et
de-là , naître un grand nombre de maladies,
dont la cause première se déduit des effets
de la chaleur précédente.

Les qualités de l'Air propre à cette saison
sont très-avantageuses aux personnes douées
d'un tempérament lymphatique : c'est ainsi
que les enfans, les femmes, les vieillards,
s'en trouvent très-bien ; mais les adultes et les
personnes fortes et vigoureuses , sont alors
exposées à toutes les affections inflammatoires,
sur-tout aux fièvres angioténiques. La pleuré-
sie, la péripneumonie, l'angine, des céphala-
gies, des hémorragies sans causes déterminan-

____

(1) Saint-Lambert, poëme des saisons.

tes, des apoplexies, l'épilepsie, sont les maladies que l'on observe le plus souvent, ainsi que les affections catarrhales ; tandis que les maladies d'automne qui se sont prolongées jusqu'alors, se terminent ordinairement.

Les crises dés maladies propres à cette partie de l'année, se font sur-tout par des hémorragies et des sueurs abondantes.

L'É T É.

L'été succède immédiatement au printemps ; et la chaleur, jusqu'alors adoucie par les vents et les pluies qui s'observent dans cette dernière saison, devient plus forte, par le concours de plusieurs causes : d'abord, parce que le soleil se rapprochant de l'Equateur, lance plus directement ses rayons sur le point du globe que nous habitons ; par la même raison, les jours étant plus longs, les corps terrestres ont le temps de s'échauffer davantage, et ne sont point encore refroidis lorsque le soleil vient de nouveau éclairer notre hémisphère. D'un autre côté, les vents qui soufflent dans cette saison, étant ordinairement secs et chauds, ils conservent plus facilement l'effet qu'a produit sur eux la chaleur des pays qu'ils ont parcourus. Si l'on ajoute à ces causes la rareté et le peu de durée des pluies dans cette partie de l'année, il ne sera pas difficile de rendre raison d'une telle température.

L'Air produit donc dans l'été deux effets très-distincts : l'un occasionné par la chaleur, l'autre, par la sécheresse de l'atmosphère. Il est dans les corps organisés une fonction très-

importante qui tend à les maintenir dans une
température toujours à peu près la même,
et indépendante de celle qui les entoure :
si donc ces corps sont plongés dans un
milieu qui jouisse d'un degré de chaleur plus
élevé, on voit un appareil d'action se déve-
lopper pour en détruire l'effet ; les forces le
portent à l'extérieur ; une sueur, pour s'éva-
porer, absorbe nécessairement dans ces mêmes
corps une certaine quantité de calorique qui
y était surabondante ; mais, en ce moment,
toutes les fonctions intérieures languissent,
et les animaux sont dans un état de débi-
lité que l'homme désigne sous le nom d'ac-
cablement.

> La chaleur a vaincu les esprits et le corps ;
> L'ame est sans volonté, les muscles sans ressorts ;
> L'homme, les animaux, la campagne épuisée,
> Vainement à la nuit demandent la rosée. (1)

La sécheresse de l'atmosphère concourt,
aussi puissamment que la chaleur, à l'éner-
vation qu'éprouvent les animaux pendant l'été.

La sueur, promptement et sans cesse absorbée par l'Air, est bientôt rappelée par la
même cause qui l'avait produite, pour être
évaporée de nouveau. On sent à combien de
maladies une déperdition aussi considérable
peut donner lieu ; si l'on remarque sur-tout,
que la digestion se ressent de la faiblesse de
toutes les autres fonctions ; que l'on ne prend
dans cette saison que très-peu d'alimens ; et
que ceux dont on fait usage avec plus de

---

(1) Saint-Lambert, poëme des saisons.

plaisir, sont tirés du règne végétal, et ne fournissent pas autant de sucs nourriciers que les animaux dont on se nourrissait peu de temps auparavant.

« L'été produit la bile; la masse des fluides
» tend continuellement à se convertir en cette
» humeur; mais lorsque cette tendance est
» renforcée par des causes particulières,
» comme par les chaleurs de l'été, les pro-
» duits bilieux se forment en bien plus grande
» quantité (1). » Aussi, à la constitution sanguine du printemps, succède la bilieuse, remarquable par la couleur jaune répandue sur la surface du corps de ceux qui éprouvent évidemment les mutations successives des saisons; mais évidente sur-tout par la fréquence des affections bilieuses pendant l'été.

Les vieillards se trouvent très-bien pendant cette saison, tandis que les autres âges sont exposés à un grand nombre de maladies : celles qui surviennent le plus fréquemment, sont les fièvres bilieuses, sous divers types, qui se changent facilement en adynamiques, des vomissemens et des diarrhées bilieuses, le cholera-morbus. C'est alors que règnent avec empire les maladies contagieuses et épidémiques, comme la rougeole, la variole et autres, ainsi que des érysipèles, des ophtalmies, des douleurs d'oreilles, etc., que l'on traite avec succès par les émétiques et les boissons acidulées.

---

(1) Hygiène de Tourtelle, chap. V, pag. 331, dernière édition.

Les crises des maladies qui surviennent dans cette saison, ont lieu plus fréquemment par les selles et le vomissement.

L'AUTOMNE.

L'automne, dans son commencement, est, en tout, semblable à l'été ; il perpétue seulement l'influence de cette dernière saison, et rend ses effets plus puissans sur l'économie animale, en augmentant la dégénérescence bilieuse ; et ce fluide ayant acquis des propriétés nouvelles, a reçu le nom d'atrabile ; d'où l'on a formé la constitution atrabilaire, que l'on remarque à l'époque de la virilité, avancée sur-tout dans l'automne.

La morosité, la tristesse, un air sombre, avec une couleur jaunâtre répandue sur la surface du corps, la recherche de la solitude, et l'éloignement pour les plaisirs et la dissipation, indiquent ordinairement les personnes chez lesquelles la constitution atrabilaire s'est développée. La manie, la mélancolie, des aberrations dans le jugement et l'imagination, sont le plus souvent l'effet d'une semblable cause. C'est alors que l'on voit survenir l'engorgement de quelques-uns des viscères abdominaux, sur-tout de la rate ou du foie ; des fièvres continues et intermittentes, avec un caractère de malignité ; car c'est principalement dans cette saison que les fièvres intermittentes ataxiques exercent leurs ravages.

Le déclin de l'automne est loin de ressembler à son commencement ; d'abord sec et chaud, il devient bientôt sec et froid par

la plus longue durée des nuits et l'obliquité
des rayons solaires qui nous éclairent ; on
ressent aussi dans la même journée de fré-
quentes vicissitudes dans la température , de
telle sorte , qu'on observe quelquefois dans la
même heure la chaleur la plus vive et un froid
rigoureux.

Les affections rhumatismales chroniques
s'exaspèrent ; d'autres , se déclarent seulement
dans cette saison , par les promptes mutations
successives de la chaleur et du froid, qui
mettent obstacle à la transpiration. Les maladies catarrhales, des dyssenteries épidémiques,
des engorgemens lents et lymphatiques dans
diverses parties du corps , sur-tout dans les
articulations ; la leucophlegmatie , les différentes espèces d'hydropisie , reconnaissent les
mêmes causes.

La vieillesse, qui avait paru se ranimer
pendant les autres saisons , éprouve sur-tout
la fatale influence de l'automne , tandis que
les autres âges en ressentent un effet salutaire.

L'HIVER.

L'hiver est cette dernière partie de l'année
pendant laquelle le globe terrestre termine
sa révolution annuelle autour du soleil. Les
pluies , la neige et les frimats se succèdent
sans cesse, accompagnés des aquilons impé-
tueux, qui exercent leur empire, dans cette
saison, d'une manière remarquable , et lui
donnent les qualités qu'Hippocrate lui a
reconnues : « L'hiver, a-t-il dit, est humide
et froid ; » d'où l'on voit combien il doit
avoir d'influence sur les animaux. Les froids

vifs, propres à cette saison, jouissent de la propriété de crisper, de resserrer les extrémités ou les orifices des vaisseaux exhalans; d'où résulte nécessairement de la diminution dans les excrétions cutanées; l'Air étant aussi très-humide dans cette saison, loin d'absorber la transpiration des corps organisés, cette humidité est déposée à leur surface, et absorbée en partie. Tels sont, en général, les phénomènes qui donnent naissance à la constitution lymphatique qui se développe chez l'homme pendant l'hiver. Il est à remarquer que le froid donne à toutes nos fonctions plus d'activité, plus d'énergie. Aussi l'homme supporte-t-il plus facilement les travaux pénibles; il est plus fort, plus dispos pendant l'hiver que durant le reste de l'année; la digestion est plus active; plus d'alimens sont donc nécessaires pour l'entretien de nos forces; aussi, c'est à cette époque que nous supportons plus difficilement l'abstinence. Sydenham et Stoll ont reconnu que l'hiver portait spécialement son action sur la tête; effectivement, c'est alors que l'on remarque davantage d'apoplexies, de paralysies, de douleurs de tête, de coryzas. Les catarrhes pulmonaires se rencontrent aussi très-fréquemment dans l'hiver, ainsi que les pleurésies et les péripneumonies, les rhumatismes aigus ou chroniques, les fièvres adenoméningées ou muqueuses et les affections scorbutiques.

Cette saison est très-favorable aux personnes adultes; mais les vieillards la supportent difficilement.

On voit, d'après cette légère esquisse,

1°. Combien les modifications que l'air est susceptible d'éprouver, influent notablement sur l'homme, et qu'elles l'exposent à un grand nombre de maladies ;

2°. Que les saisons agissant diversement sur chacun des habitans d'un pays, les mettent dans le cas de ressentir des affections quelquefois opposées ;

3°. Que telle température est utile à l'enfance ou à l'adolescence, qui peut influer d'une manière défavorable sur les hommes parvenus à la virilité ou à la vieillesse ;

4°. Enfin, que les maladies innombrables qui assiégent les hommes sont différentes, suivant qu'elles ont lieu à telle ou telle des epoques qui partagent la durée de son existence.

L'importance de la matière qui fait le sujet de cette dissertation, aurait sans doute exigé que je lui donnasse plus d'étendue et de développement ; mais la grandeur du sujet, comparée à la faiblesse de mes talens, m'a forcé de me restreindre dans les bornes les plus étroites, et me ferait désirer de voir cette matière traitée par une main plus habile. Je m'estimerai trop heureux, si les principes émis dans cet essai peuvent être reconnus par vous, MM. les Professeurs et Docteurs. Veuillez bien, en faveur du sujet, accorder quelque indulgence à l'Auteur, qui sait mieux sentir qu'exprimer toute sa reconnaissance.

Louis BARIOT, *Pharmacien.*

HIPPOCRATIS APHORISMI.

Ex Lorry editione.

1er.

Mutationes anni temporum maximè pariunt morbos ; et in ipsis temporibus magnæ mutationes,
tùm frigoris, tùm caloris, et cætera pro ratione
eodem modo. (*Sect.* 3, *aph.* 1.)

2.

Naturarum aliæ quidem ad æstatem, aliæ verò
ad hyemem benè aut malè sunt constitutæ. (*Sect.*
3, *aph.* 2.

3.

In temporibus, quandò eâdem die, modò calor,
modò frigus fit, autumnales morbos expectare
oportet. (*Idem*, *aph.* 4.)

4.

In autumno morbi acutissimi et perniciosissimi
omino : ver autem saluberrimum et minimè exi-
tiale. (*Idem*, *aph.* 9.

5.

Secundùm tempora autem, vere quidem, et primâ
æstate, pueri, et his ætate proximi, optimè degunt,
et maximè sani sunt. Æstate verò et parte quâdam
autumni senes : reliqua sed autumno et hyeme,
qui medii sunt ætate. (*Idem, aph.* 18.)

6.

Morbi autem quilibet fiunt quidem, in quibus-
libet anni temporibus ; nonnulli verò in quibusdam
ipsorum potiùs et fiunt et exacerbantur. (*Idem*,
aphor. 19.)